Bruning/Mewes Haltungsschäden bei Kindern vermeiden

Carola Bruning
Birgitt Mewes

Haltungsschäden bei Kindern vermeiden

Ratgeber (nicht nur) für Eltern

Mit einem Vorwort von
Prof. Dr. med. K.-F. Schlegel

≡ TRIAS THIEME HIPPOKRATES ENKE

Anschrift der Autorinnen:
Carola Bruning
Birgitt Mewes
Krankengymnastik
Uniklinikum Essen
Hufelandstraße 55
D-4300 Essen

Umschlaggestaltung und
Konzeption der Typographie:
B. und H. P. Willberg, Eppstein/Ts.

Umschlagzeichnung und
Textzeichnungen:
Friedrich Hartmann, Stuttgart

*CIP-Titelaufnahme
der Deutschen Bibliothek:*

Bruning, Carola:
Haltungsschäden bei Kindern
vermeiden: Ratgeber (nicht nur) für
Eltern / Carola Bruning; Birgitt
Mewes. – Stuttgart: TRIAS – Thieme
Hippokrates Enke, 1991
NE: Mewes, Birgitt:

© 1991 Georg Thieme Verlag
Rüdigerstraße 14,
D-7000 Stuttgart 30.
Printed in Germany
Satz und Druck: Gulde-Druck GmbH,
Tübingen (gesetzt auf Linotype
System 4 [300 LTC])

ISBN 3-89373-130-X   1 2 3 4 5 6

Wichtiger Hinweis: Wie jede Wissenschaft ist die Medizin ständigen Entwicklungen unterworfen. Forschung und klinische Erfahrung erweitern unsere Erkenntnisse, insbesondere was Behandlung und medikamentöse Therapie anbelangt. Soweit in diesem Werk eine Dosierung oder eine Applikation erwähnt wird, darf der Leser zwar darauf vertrauen, daß Autoren, Herausgeber und Verlag große Sorgfalt darauf verwandt haben, daß diese Angabe dem Wissensstand bei Fertigstellung des Werkes entspricht.
Für Angaben über Dosierungsanweisungen und Applikationsformen kann vom Verlag jedoch keine Gewähr übernommen werden. Jeder Benutzer ist angehalten, durch sorgfältige Prüfung der Beipackzettel der verwendeten Präparate und gegebenenfalls nach Konsultation eines Spezialisten, festzustellen, ob die dort gegebene Empfehlung für Dosierungen oder die Beachtung von Kontraindikationen gegenüber der Angabe in diesem Buch abweicht. Eine solche Prüfung ist besonders wichtig bei selten verwendeten Präparaten oder solchen, die neu auf den Markt gebracht worden sind. Jede Dosierung oder Applikation erfolgt auf eigene Gefahr des Benutzers. Autoren und Verlag appellieren an jeden Benutzer, ihm etwa auffallende Ungenauigkeiten dem Verlag mitzuteilen.

Geschützte Warennamen (Warenzeichen) werden *nicht* besonders kenntlich gemacht. Aus dem Fehlen eines solchen Hinweises kann also nicht geschlossen werden, daß es sich um einen freien Warennamen handele. Das Werk, einschließlich aller seiner Teile, ist urheberrechtlich geschützt. Jede Verwertung außerhalb der engen Grenzen des Urheberrechtsgesetzes ist ohne Zustimmung des Verlages unzulässig und strafbar. Das gilt insbesondere für Vervielfältigungen, Übersetzungen, Mikroverfilmungen und die Einspeicherung und Verarbeitung in elektronischen Systemen.

Zu diesem Buch

Vor nahezu 4 Jahrzehnten konnte ich die Entstehung des kleinen Büchleins »So lernt das Kind sich gut zu halten«, von Martha Scharll, als junger Assistent in der Orthopädischen Universitätsklinik München, verfolgen, das unser damaliger Lehrer, Prof. Dr. med. Dr. med. h. c. G. Hohmann, angeregt hatte. 10 Auflagen davon sind bis 1982 erschienen, und es war höchste Zeit, daß dieser wesentliche Ratgeber für junge Mütter eine völlige Neugestaltung erfuhr. Hatte er doch nicht nur den Müttern, sondern auch Krankengymnasten, Turnlehrern, Fürsorgerinnen, Kindergärtnerinnen, Lehrern, vor allem aber auch Ärzten immer wieder dazu gedient, an verschiedenen Beispielen kennenzulernen, was man machen kann und machen soll, um das Kind zu einer besseren Körperhaltung zu erziehen.

Haltung ist und bleibt eine aktive Leistung und aktive Tätigkeit, bedarf der Förderung durch all jene, die an der Erziehung des Kindes beteiligt sind.

Frau Carola Bruning und Frau Birgitt Mewes ist zu danken, daß sie diese neue Konzeption des Büchleins für die Trias-Reihe erstellt haben. Möge es, wie das Buch von Martha Scharll, ähnlich lange und ähnlich intensiv diese »Erziehung zur aufrechten Haltung«, im wahrsten Sinne des Wortes »Orthopädie«, gewährleisten.

Prof. Dr. med. K.-F. Schlegel
em. Direktor der Orthopädischen Universitätsklinik und Poliklinik Essen

Die Wirbelsäule

Bau und Funktion

Die Wirbelsäule besteht aus Wirbelkörpern, dazwischenliegenden Bandscheiben und einem stabilisierenden Bandapparat. Damit sich der Körper aufrecht und gerade halten kann, ist eine gut ausgebildete Muskulatur nötig.

Die Wirbelsäule muß aus mechanischen Gründen sowohl bei Belastung stabil als auch in sich beweglich sein.

Dafür besitzt sie natürliche Krümmungen, die als Lordose und Kyphose bezeichnet werden (Abb. 1).

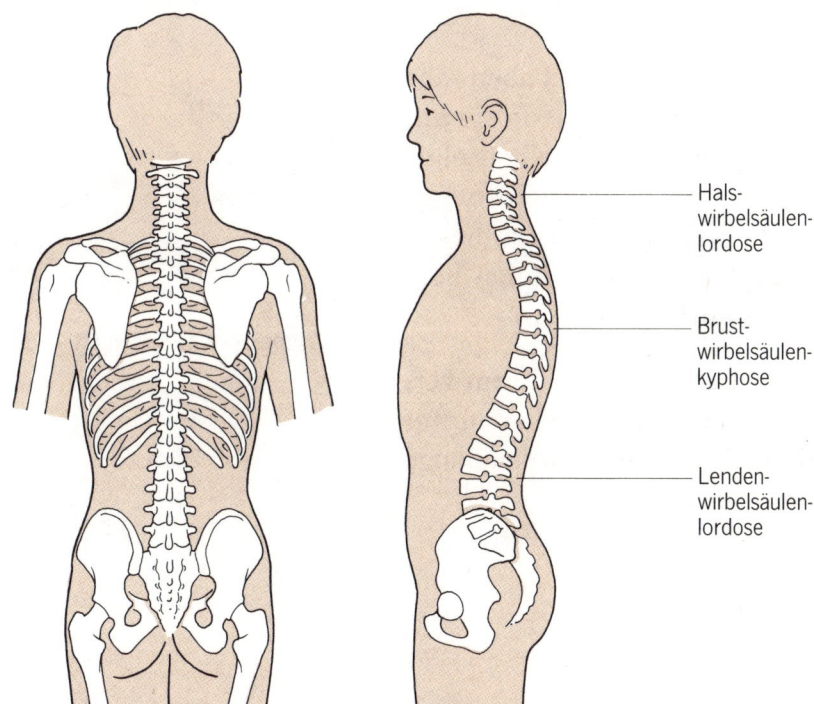

Abb. 1
Von hinten gesehen bildet die Wirbelsäule eine gerade Linie.
Physiologische Krümmungen der Wirbelsäule von der Seite gesehen.

Die Wirbelsäule

Die Biegungen dienen dazu, Stauchungen der Wirbelsäule, wie sie beim Laufen und Springen entstehen, federnd abzufangen. Ihre Biegsamkeit erhält die Wirbelsäule durch ihre einmalige Konstruktion aus einer Vielzahl von elastisch verbundenen Einzelelementen, den Wirbelkörpern und den Bandscheiben (Abb. 2).

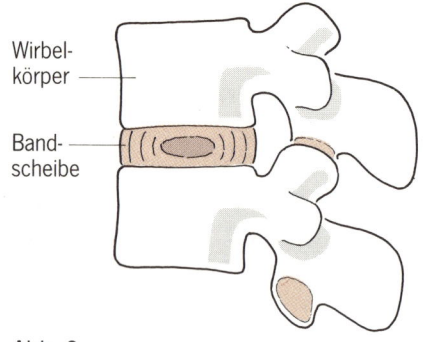

Abb. 2
Zwei Wirbelkörper von der Seite gesehen, dazwischen eine Bandscheibe.

Die Bandscheiben haben eine Art Pufferfunktion, da sie aus einem elastischen Knorpelgewebe, dem Bandscheibenring, und einem Gallertkern bestehen, der eine schleimige Substanz enthält (Abb. 3).

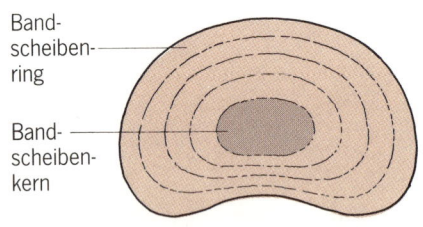

Abb. 3
Bandscheibe im Querschnitt

Sie ist also in ihrer Form veränderbar, bleibt aber unter dem Einfluß der Muskelzüge dennoch stabil.

Bau und Funktion

Nur wenn diese physiologischen Krümmungen vorhanden sind, werden die Bandscheiben richtig belastet (Abb. 4), und nur dann kann die Rumpfmuskulatur richtig arbeiten. Beim Gesunden wird deshalb eine bestmögliche Druck- und Belastungsverteilung erreicht und die Überbelastung von Muskeln, Bändern und Bandscheiben vermieden.

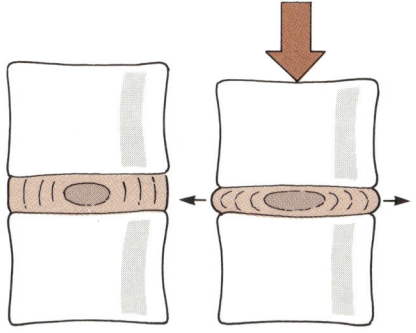

Abb. 4
Form der Bandscheibe einmal ohne und einmal mit Belastung

Die Entwicklung der kindlichen Wirbelsäule

Im Mutterleib liegt das Kind mit gebeugtem Rücken und gegen den Bauch gezogenen Beinen. Daher hat das Neugeborene zunächst eine gleichmäßig nach vorn gebeugte Wirbelsäule und praktisch keine Lendenlordose (Abb. 5a).

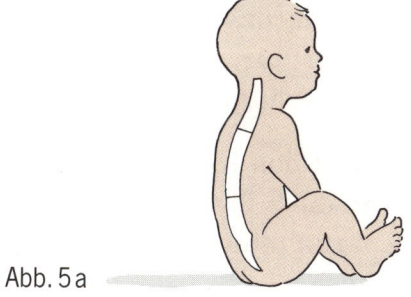

Abb. 5a

Da die gebeugte Zwangshaltung nach der Geburt entfällt, verringert sich schon nach wenigen Monaten die Beugung der Beine in den Hüften, die Wirbelsäule streckt sich lang-

Die Wirbelsäule

sam und die Lendenlordose bildet sich zunehmend aus. Durch das Heben des Kopfes aus der Bauchlage heraus entwickelt sich nach und nach infolge des Muskelzuges die Halswirbelsäulenlordose (Abb. 5b).

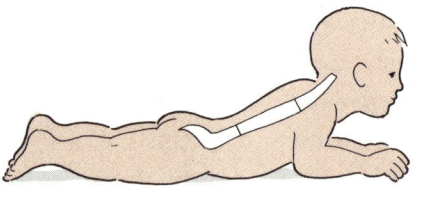

Abb. 5b

Durch den Einfluß von Umweltreizen wird die Motivation, sich zu bewegen und weiter zu entwickeln, gefördert. Immer bessere motorische Fähigkeiten entstehen, damit sich das Kind gegen die Schwerkraft aufrichten kann.

Besonders in der Krabbelphase kräftigt sich die Rückenmuskulatur, die später so wichtig für die Aufrichtung des Oberkörpers wird.

Sobald das Kind gehen lernt, wird die S-förmige Wirbelsäulenkrümmung deutlicher (Abb. 5c).

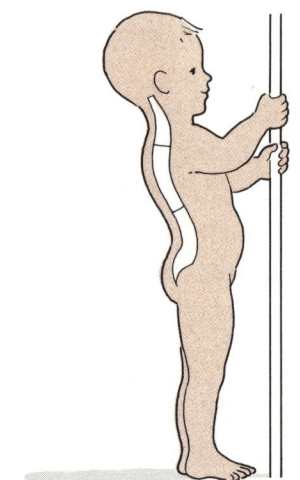

Abb. 5c

Bau und Funktion

Die Bandscheiben des Kindes werden nur etwa bis zum 4. Lebensjahr über Blutgefäße ernährt. Danach bilden sich diese zurück, und die Bandscheibe wird durch Ausdrücken und Ansaugen (wie ein Schwamm Wasser abgibt und aufnimmt) von Nährstoffen versorgt (= Diffusion).

Unter Belastung, also im Stehen und Sitzen werden Flüssigkeit und Stoffwechselschlacken aus der Bandscheibe herausgepreßt.

Im Liegen und in einer schrägen Sitzposition saugen sich die Bandscheiben wieder voll.

Erst mit dem 5.–7. Lebensjahr hat die Wirbelsäule ihre endgültige Form erreicht.
(Abb. 6a, b)

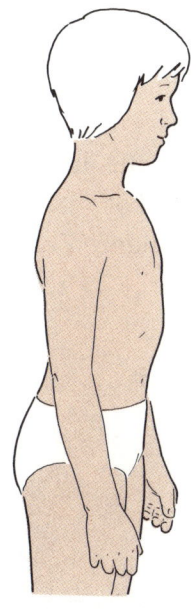

Abb. 6a
So sieht eine gute Haltung aus.

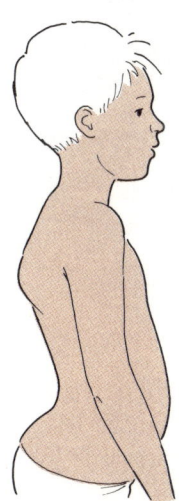

Abb. 6b
Fehlhaltung: ein Hohlrundrücken entsteht, wenn sich die Krümmungen verstärken – die Schultern fallen nach vorne.

Die Wirbelsäule

Ursachen für Schäden an der Wirbelsäule

In den meisten Fällen entwickelt sich ein Schaden an der Wirbelsäule aus einer Haltungsschwäche heraus. Haltungsschwäche heißt, daß die Rumpfmuskulatur zu schnell ermüdet und es nicht schafft, den Oberkörper, bzw. die Wirbelsäule für längere Zeit aufrecht zu halten (Abb. 6 b).

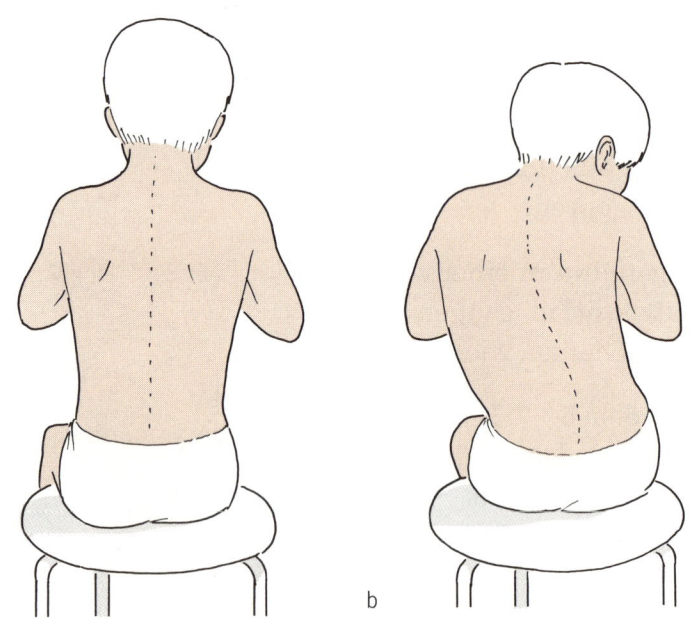

Abb. 7
a) Zunächst sitzt das Kind noch gerade.
b) schon nach kurzer Zeit ohne Sitzpause sinkt der Oberkörper in sich zusammen und es verstärkt sich die Kyphose oder es kommt zu einer seitlichen Verschiebung der Wirbelsäule.

Ursachen für Schäden an der Wirbelsäule 13

Gründe für eine schnelle Ermüdung sind:
- ungenügendes Training der Muskulatur durch Bewegungsmangel
- langes Sitzen, Stehen ohne Pausen, z. B. in der Schule, bei den Hausaufgaben usw. (Abb. 7 a, b)
- Überbelastung durch zu schweres oder zu langes einseitiges Tragen (Abb. 8 a, b)

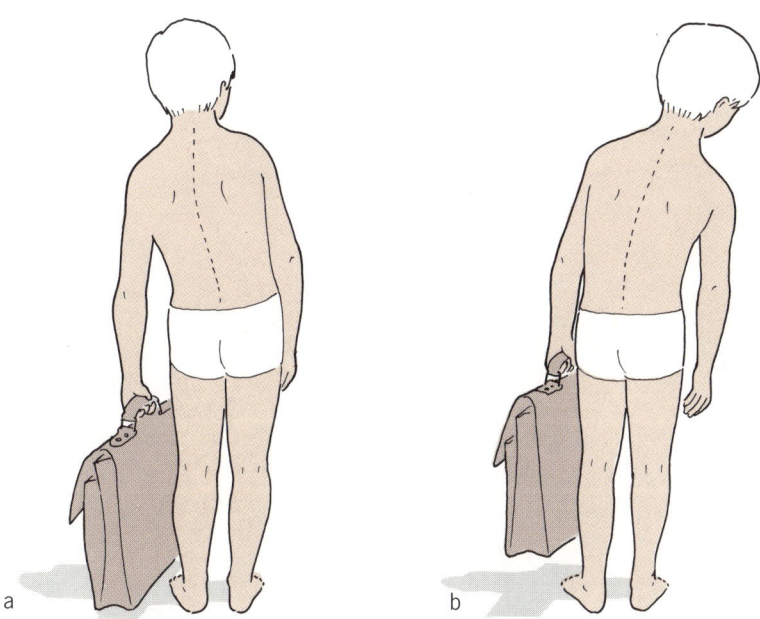

Abb. 8   Seitliche Ausweichbewegungen beim längeren einseitigen Tragen der Schultasche auf dem Schulweg.

Folgen

Infolge einer andauernden Haltungsschwäche kann sich das Kind gar nicht mehr richtig aufrichten, um die Ausgangsposition, wie im Test nach Matthiaß beschrieben (Abb. 9 a, b), einzunehmen. In diesem Fall spricht man von Haltungsschaden.

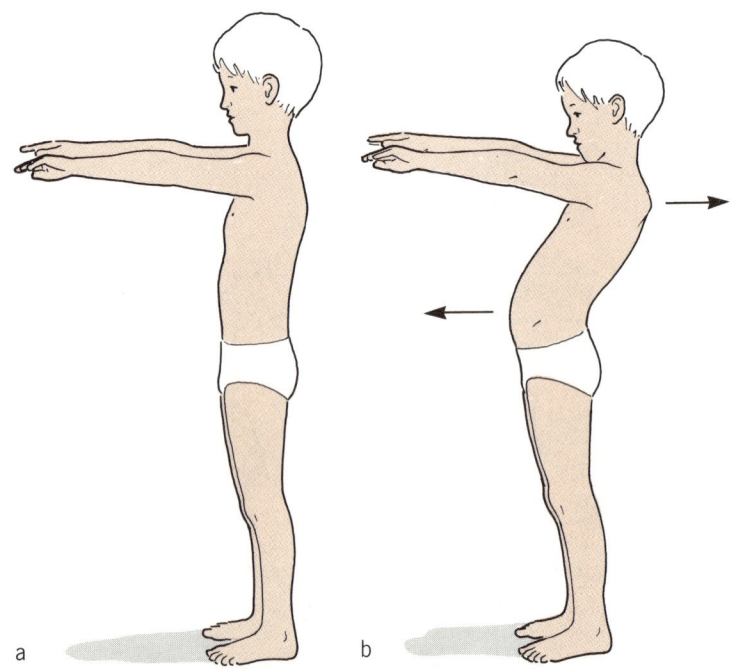

Abb. 9 Schema des Haltungstestes nach Matthiaß:
a) Ausgangsposition, die für 30 Sek. beibehalten werden muß, wenn man von leistungsfähiger Muskulatur sprechen kann.
b) Ausweichen des Kindes im Verlaufe der 30 Sek. mit Abgleiten des Schultergürtels nach vorn, Vertiefung der Lendenlordose, Abkippen des Oberkörpers nach hinten und Verdrehung des Beckens nach vorn als Ausdruck der muskulären Leistungsinsuffizienz.

Spätfolgen

Das Zusammenspiel der Muskulatur ist aufgrund der Haltungsveränderung gestört, d.h. einige Muskeln werden nicht mehr belastet, andere überbelastet. Dies kann später zunächst zu Verspannungen besonders im Schulter-Nackenbereich, zu Kopf- und Rückenschmerzen führen. Weiterhin kommt es durch Annäherung von Brustkorb und Becken zur Einengung von Bauch- und Brustraum.
Dies kann Funktionsbeeinträchtigungen der inneren Organe z.B. Darmträgheit und Abflachung der Atmung verursachen.

Spätfolgen

Durch jahrelange Fehlhaltung werden die Bandscheiben zusammengedrückt (Abb. 10).

Dadurch werden Flüssigkeit und Stoffwechselprodukte laufend herausgepreßt.
Die Nährstoffaufnahme aber, die zum Erhalt des Bandscheibenstützgewebes wichtig ist, ist gestört und so nimmt die Festigkeit der Bandscheibe ab.

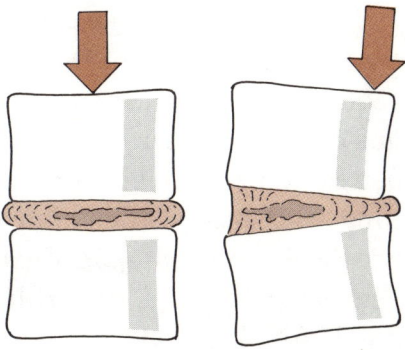

Abb. 10
Die Bandscheibe kann auf Dauer dem Druck nicht mehr standhalten, der Abstand der Wirbelkörper verringert sich deutlich.

16 Die Wirbelsäule

Nur der regelmäßige Wechsel zwischen Be- und Entlastung erhält den »Pumpmechanismus«, der für die Versorgung der Bandscheibe so wichtig ist, aufrecht. Bandscheibengewebe, das dem Druck nicht mehr standhält, kann sich vorwölben oder »vorfallen« (Abb. 11) und so auf Nervengewebe drücken. Dies äußert sich z. B. in Ischiasbeschwerden oder Lähmungen.

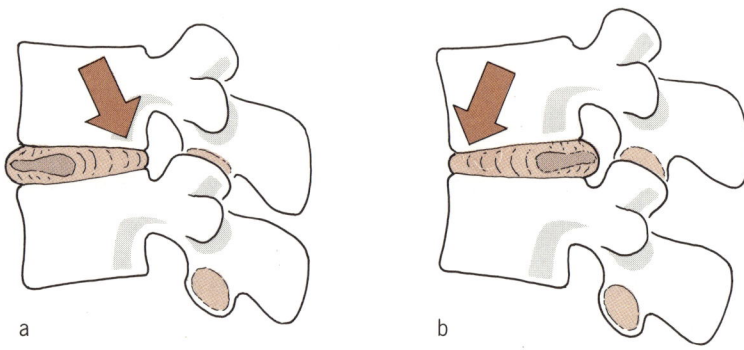

Abb. 11 Bei Dauerbelastung der Bandscheibe in einer Fehlhaltung kann die Bandscheibe vorfallen und auf Nervengewebe drücken.

Ziele

Bestimmte Bewegungsabläufe lassen sich im Kindesalter spielerisch lernen. Darum sollten Sie sich mit diesem Ratgeber frühzeitig informieren, um so durch praktische Übungen aus der »Rückenschule« vorbeugen zu können. Auf den folgenden Seiten zeigen wir nun, wie ein Gefühl für gute Körperhaltung erarbeitet werden kann, was gute Körperhaltung ist und wie Sie die aufrichtende Muskulatur kräftigen können. Außerdem geben wir Tips zur Früherkennung von Haltungsschäden und Fehlhaltungen.

Wichtige Beobachtungskriterien für Sie!

Beobachten Sie einmal die Sitzhaltung Ihres Kindes! Kann es schon mit geradem Rücken sitzen, oder ist die Muskulatur noch zu schwach (Abb. 12 u. 13)?

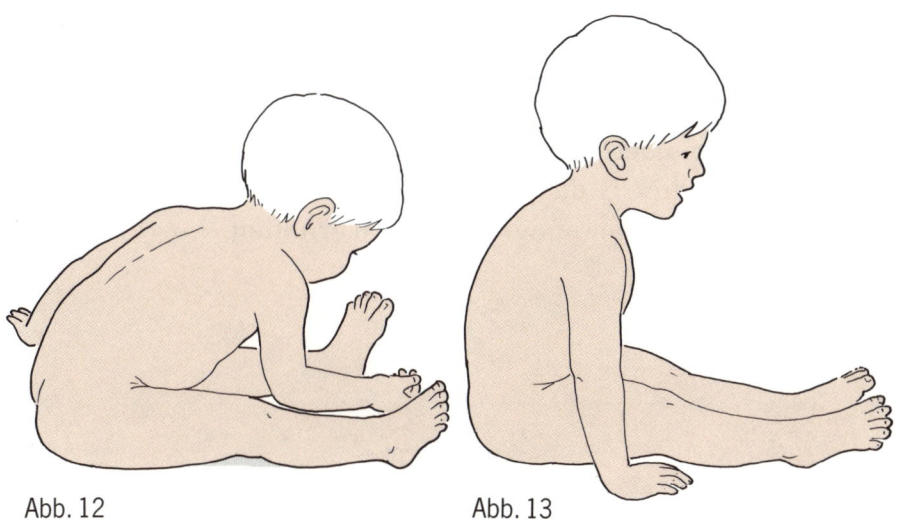

Abb. 12   Abb. 13

So sollte es nicht aussehen.

Lassen Sie Ihr Kind erst sitzen, wenn es den Oberkörper aus eigener Kraft gerade halten kann. Es sollte auch nicht zu lange sitzen, da die Muskulatur noch schnell ermüdet.

Bei Säuglingen und Kleinkindern ist zweifellos ein regelmäßiger Lagewechsel sehr wichtig. Wir halten eine abwechselnde Seitenlage für ideal, da eine größere Bewegungsfreiheit gegeben ist und die Atmungswege optimal freiliegen. Die Rückenlage bietet dagegen eine größtmögliche Bewegungsfreiheit der Extremitäten und ebenfalls eine größere Brustkorbatmung und Bauchatmung.

18 Die Wirbelsäule

Die Bauchlage als Dauerlagerung sollte nicht kritiklos akzeptiert werden. Zwar fördert diese Stellung die Kräftigung der Rückenmuskulatur, kann bei Dauerlagerung jedoch zur Hohlkreuzbildung und Außenrotationsfehlstellung der Beine führen.

Häufig zeigen sich auch Atemschwierigkeiten bei längerer Bauchlagerung. Durch eine einseitige Kopfdrehung kann es sogar zur Schiefhals Dauerhaltung kommen. Daher sollte ein ausgleichender Seitenwechsel der Gesichtswendung erfolgen, indem man z. B. das Bettchen umstellt, um Tageslicht und Umweltreize von der anderen Seite zu erhalten.

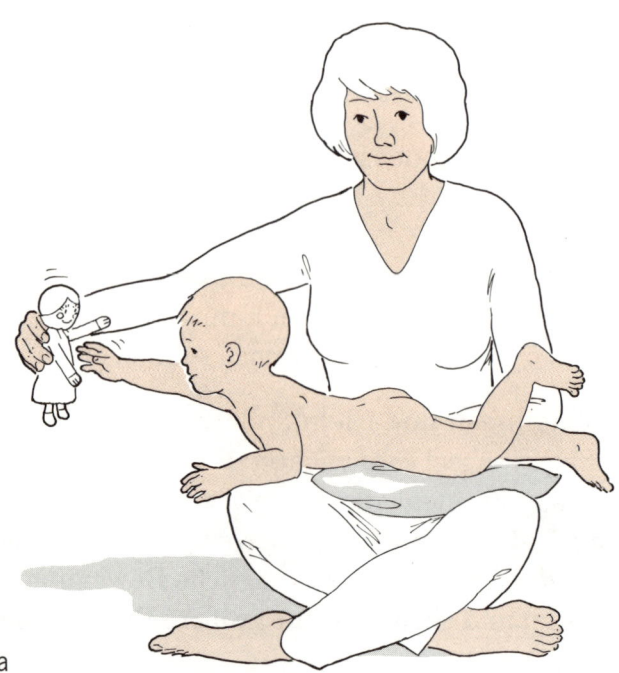

Abb. 14a

Kräftigung der Rückenmuskulatur

Die Übungen

Diese Übung bietet sich für Säuglinge an, da häufiger Lagewechsel möglich ist! (Abb. 14a)

Aus der Bauchlage heraus heben Sie die Beine leicht an und schieben eine Hand unter den Brustkorb, um den Handstütz zu erleichtern, je nach Kraft des Kindes. Eine schöne Kräftigung für den gesamten Körper. (Abb. 14b)

Achten Sie dabei darauf, daß die Hohlkreuzbildung nicht zu stark ist und Sie dem Kind nicht zuviel Arbeit abnehmen.

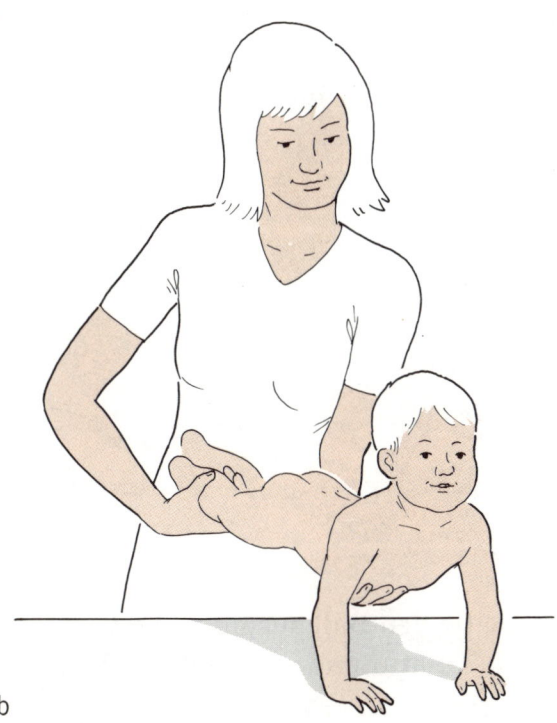

Abb. 14b

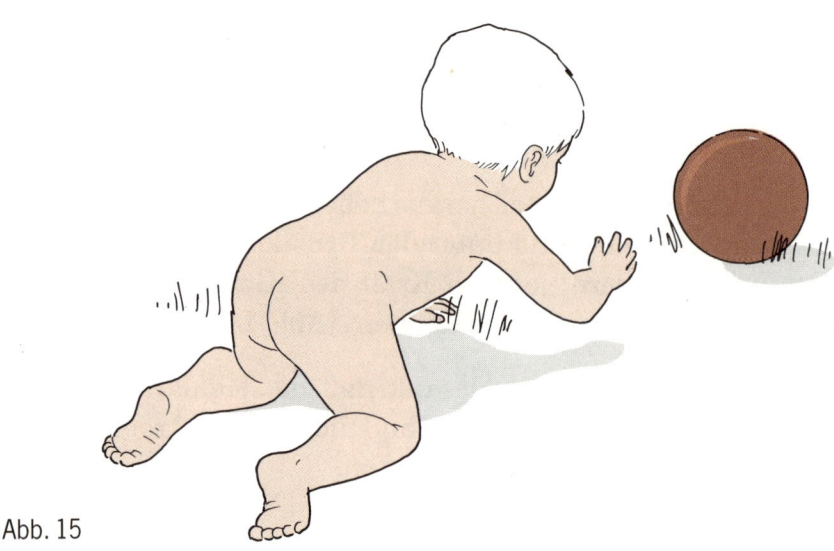

Abb. 15

Unterstützen Sie die wichtige Krabbelphase Ihres Kindes, weil sich dann die Rumpfmuskulatur richtig ausbilden kann. Erst wenn das Kind gut und sicher krabbeln kann, darf es länger sitzen.

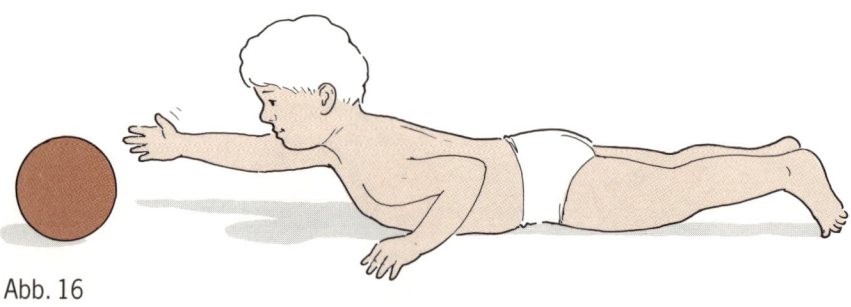

Abb. 16

Sich gegenseitig den Ball zuspielen fördert die Ausbildung der Rückenmuskulatur und ist bereits im frühen Kindesalter möglich.

Gegen die Abschwächung der Rumpfmuskulatur

Erst im Kindergarten und in der Schule beginnen für das Kind die täglichen langen Sitzphasen auf oftmals unzureichenden Stühlen. Das Kind unterliegt fortan einem Sitzzwang, da es auch in der Umgebung oft sitzenden Personen begegnet. Langes Stillsitzen in der Schule führt zur Abschwächung der Rumpfmuskulatur.

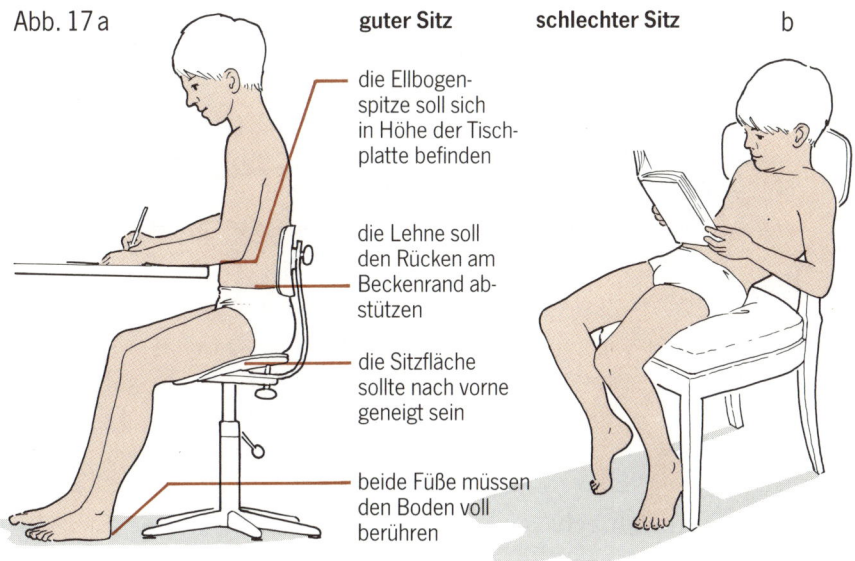

Abb. 17 a guter Sitz schlechter Sitz b
- die Ellbogenspitze soll sich in Höhe der Tischplatte befinden
- die Lehne soll den Rücken am Beckenrand abstützen
- die Sitzfläche sollte nach vorne geneigt sein
- beide Füße müssen den Boden voll berühren

Nach einem langen Schultag einfach mal lang auf den Boden legen und sich ausstrecken, die Arme dabei zur Brustmuskeldehnung neben den Kopf legen. Ein kleines Kissen kann in den Rücken gelegt werden. Ein Teil der Schularbeiten kann zum Ausgleich auch in der Bauchlage erledigt werden.

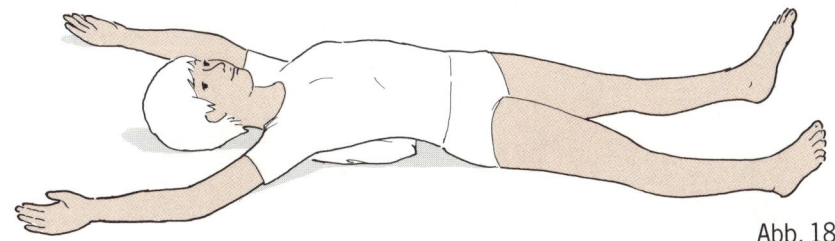

Abb. 18

22 Die Übungen

Den Bewegungsdrang der Kinder könnte man spielerisch nutzen zu folgenden Übungen der Rückenschule: »Schleichen wie eine Katze«

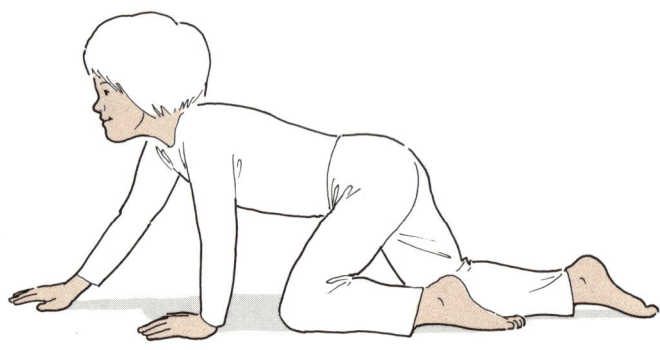

Abb. 19a

... und zwischendurch
»einen richtigen Katzenbuckel machen«, –
so lernen die Kinder den Unterschied zwischen krummer und gerader Haltung! (Abb. 19a, b)

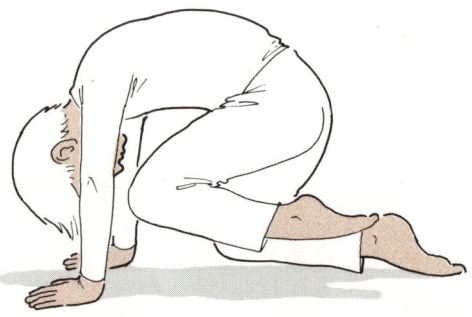

Abb. 19b

Gegen die Abschwächung der Rumpfmuskulatur

Die »Robbe« kriecht unter Hindernissen hindurch!

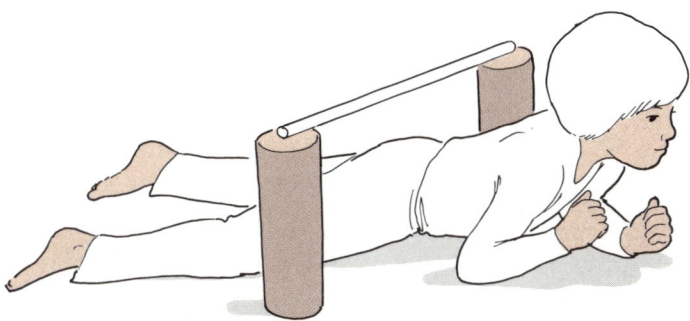

Abb. 20

Die »Krabbe« kann sich auf allen Vieren, in alle Richtungen fortbewegen —— und sogar im Kreis sich drehen ——!

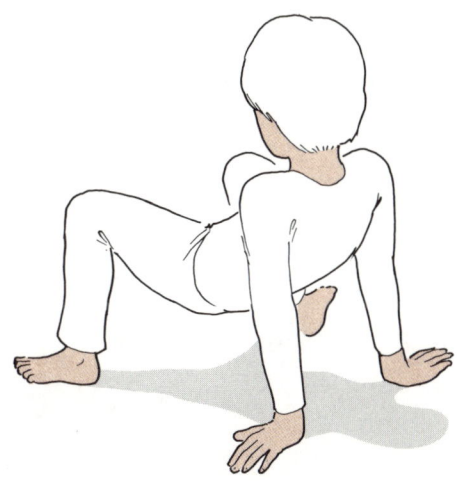

Abb. 21

Der Flieger: Der kleine Flieger erfordert viel Geschicklichkeit und balanciert dabei freihändig!

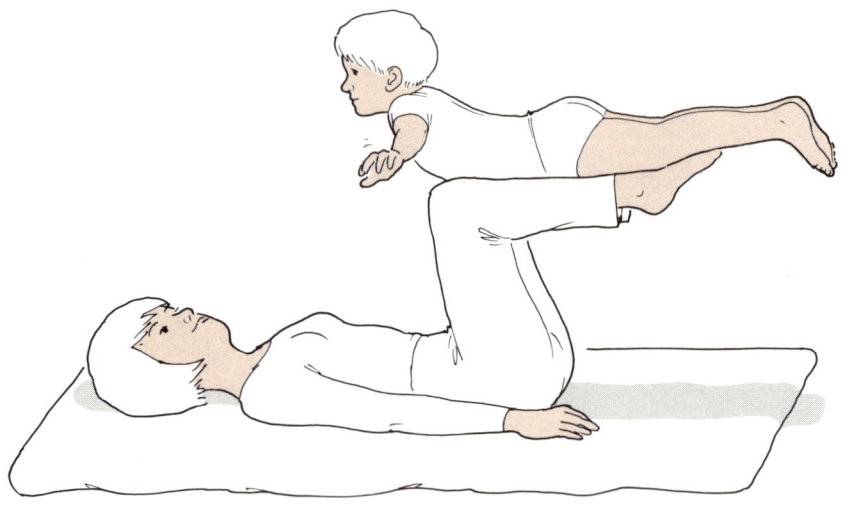

Abb. 22

Wer kann das Kissen auf dem Kopf balancieren, ohne es zu verlieren? Wer kann dabei noch aufstehen?

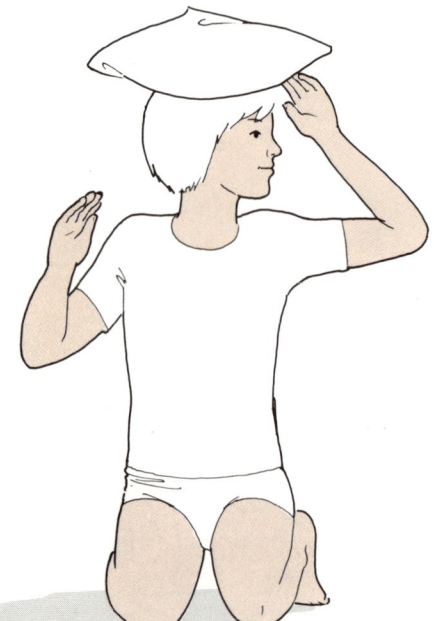

Abb. 23

Gegen die Abschwächung der Rumpfmuskulatur 25

Den Ball halten, wegrollen oder hochwerfen.
Den Oberkörper jedesmal nach vorne strecken, die Beine und den Rücken gestreckt halten!

Uieh! Das zieht in den Kniekehlen!

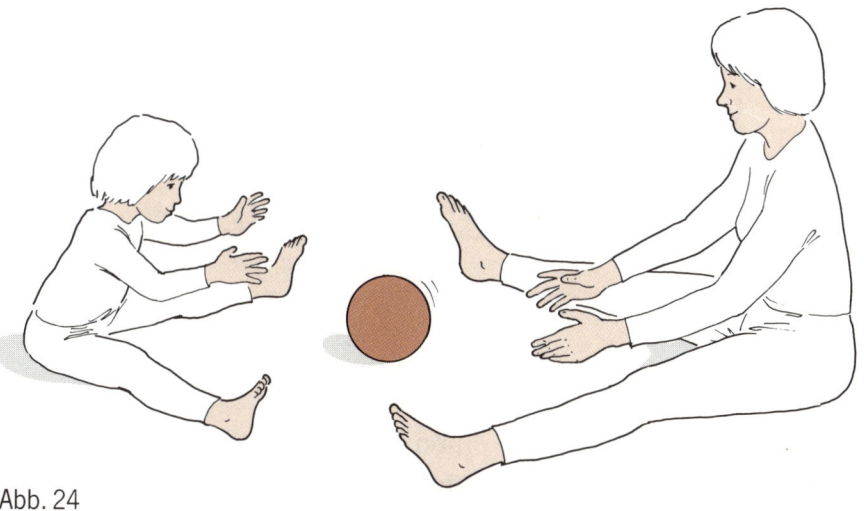

Abb. 24

Der Ball soll mit beiden Armen gefangen und gehalten werden. Die Arme bleiben dabei in der Luft!

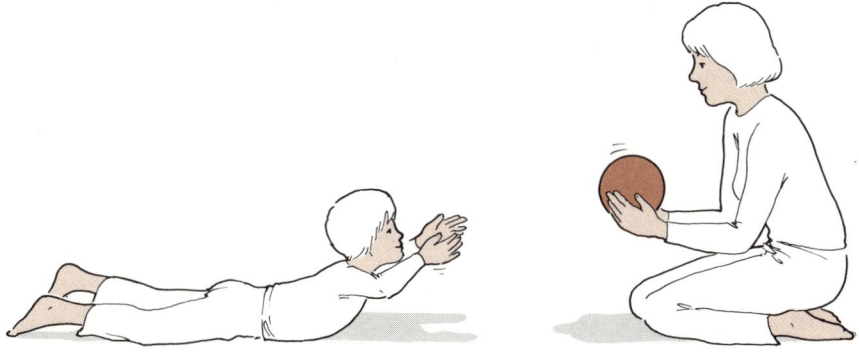

Abb. 25

Den Ball zu den Knien hochrollen ist leicht, doch können die Füße dabei auch stehenbleiben?

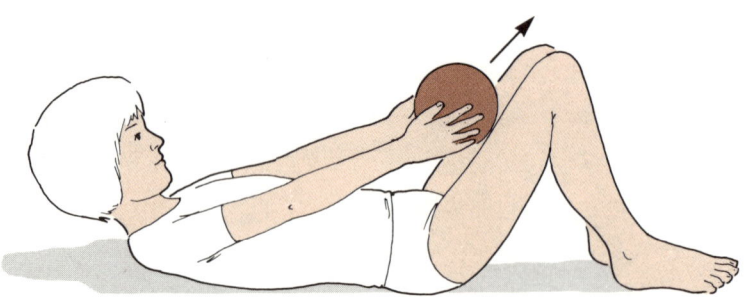

Abb. 26

Mit beiden Füßen einen Luftballon fangen und in die Luft werfen und dabei den Rücken gerade lassen.

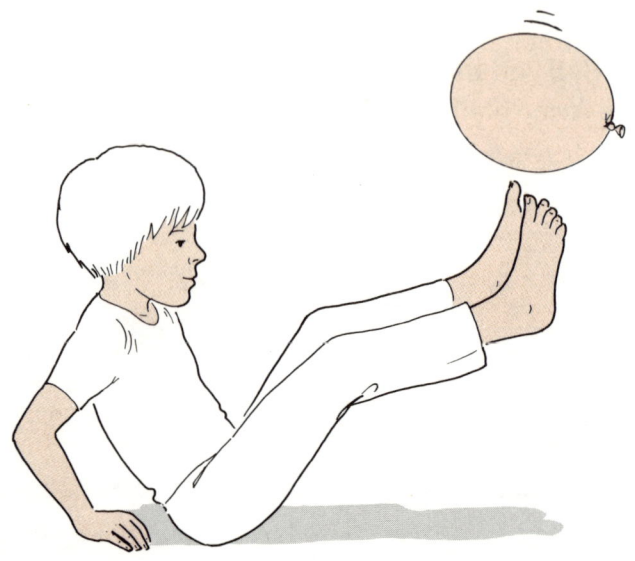

Abb. 27

Gegen die Abschwächung der Rumpfmuskulatur

Schwimmen ist sehr wichtig für die Ausbildung einer guten Haltung. Steht kein Schwimmbad zur Verfügung, versuchen wir es mal mit »Trockenschwimmen«.

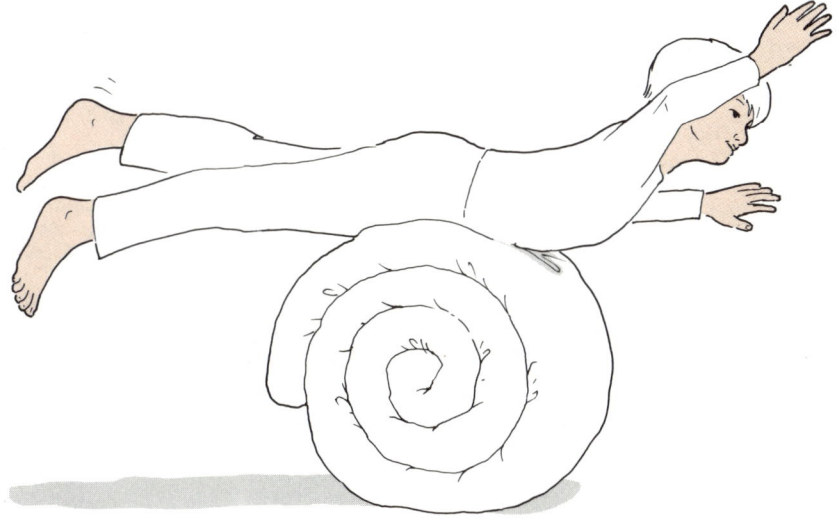

Abb. 28

Einmal ganz klein machen und unter dem Hindernis hindurchkrabbeln.

Abb. 29

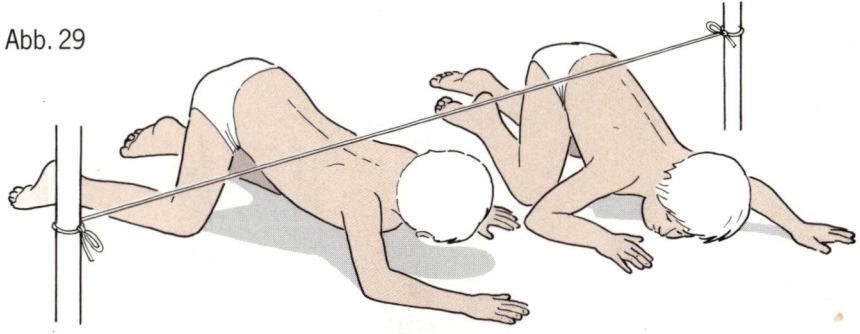

Schön, wenn es gelingt und das Hindernis noch steht!

Die Übungen

Den Rücken einmal ganz durchstrecken vom Becken bis zum Kopf. Den Ball balancieren oder sich mit den Armen in die Höhe schlängeln.
Wer kommt höher?

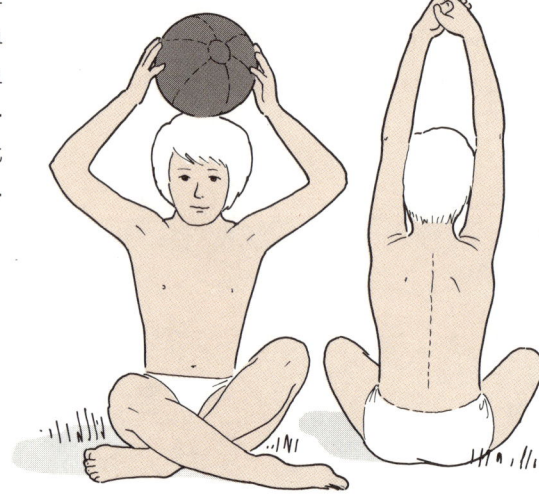

Abb. 30

Streckung ist wertvoll für die Wirbelsäule. Baumelt man an einer Stange, ist die Wirbelsäule optimal gestreckt.

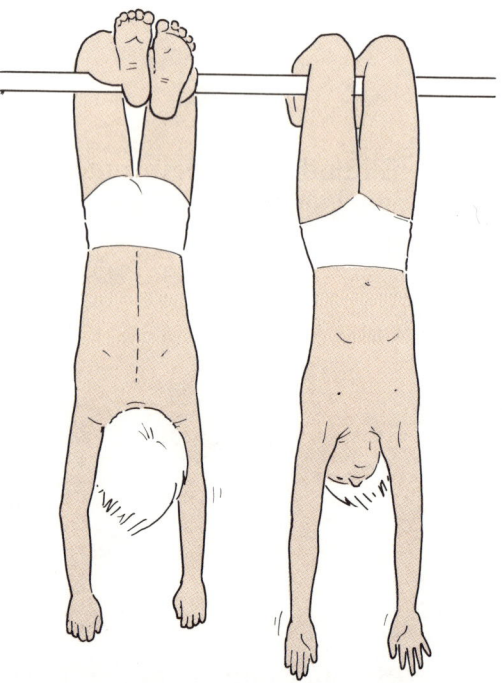

Abb. 31

Gegen die Abschwächung der Rumpfmuskulatur 29

Und jetzt wird Fahrrad gefahren, aber in der Luft. Kopf hochheben, damit es richtig anstrengend wird.
(Abb. 32 a, b)

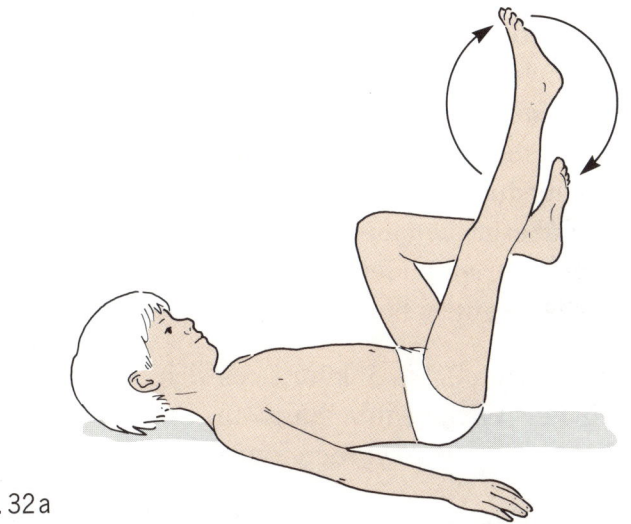

Abb. 32 a

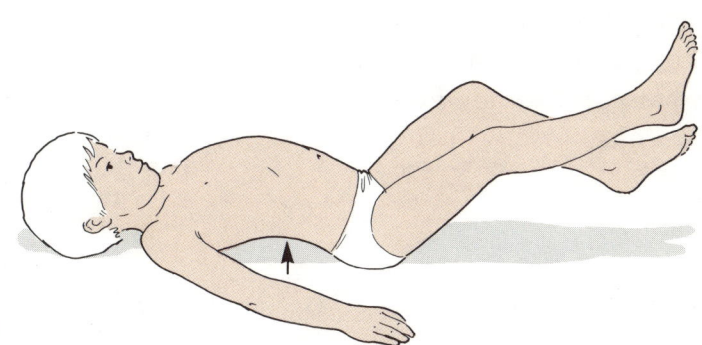

Abb. 32 b

HOHLKREUZBILDUNG!!!
So sollte es nicht aussehen! Dann lieber die Beine weiter an den Körper ziehen.

Zu den Übungen

Abschließend möchten wir auf einige Punkte hinweisen, die Sie bei Ihrem Kind kontrollieren sollten:

1. Verändert sich bei dem in Abb. 9a,b beschriebenen Test die Haltung Ihres Kindes?
2. Steht eine Schulter höher als die andere?
3. Steht das Becken schief?
4. Ist ein Bein länger als das andere (kann man zum Beispiel an unterschiedlich langen Hosenbeinen erkennen)?
5. Beim Vornüberbücken aus dem Stand heraus dürfen sich keine Asymmetrien bilden (Abb. 33) und die Wirbelsäule krümmt sich in einem harmonischen Bogen.

Bei den Punkten 2. bis 5. könnte es sich um eine seitliche Verbiegung der Wirbelsäule handeln, auf die in dieser Broschüre nicht eingegangen werden kann.

Wenn Sie ein oder mehrere dieser Zeichen bei Ihrem Kind bemerken, wenden Sie sich bitte an Orthopäden bzw. an Krankengymnasten, die Ihnen weiterhelfen werden.

Rumpfbeuge, Blick von hinten über den Rücken: ein Rippenbuckel rechts wird deutlich sichtbar, ebenso der Lendenwulst links.

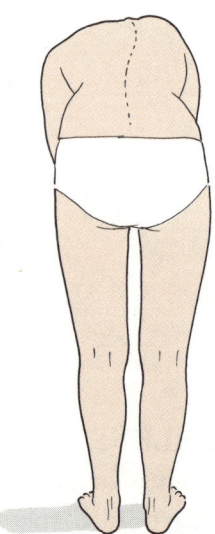

Abb. 33

Zu den Übungen

Wenn Sie all diese Dinge beachten und die Kinder lernen, die Unterschiede zwischen guter und schlechter Haltung wahrzunehmen, ist schon ein wesentlicher Schritt für eine gesunde Wirbelsäulenentwicklung getan.
So werden ihnen später eine Menge Rückenschmerzen und Medikamente erspart bleiben.